DE L'INÉGALITÉ D'ACCROISSEMENT

DES

DEUX EXTRÉMITÉS DES OS LONGS

CHEZ L'HOMME

LYON. — IMPRIMERIE D'AIMÉ VINGTRINIER.

DE L'INÉGALITÉ D'ACCROISSEMENT

DES

DEUX EXTRÉMITÉS DES OS LONGS

CHEZ L'HOMME

ET DE L'INTERPRÉTATION DE QUELQUES FAITS

PATHOLOGIQUES ET CHIRURGICAUX ;

Par M. OLLIER,

CHIRURGIEN EN CHEF DE L'HOTEL-DIEU DE LYON.

———

PARIS

VICTOR MASSON ET FILS

Place de l'Ecole-de-Médecine.

—

1863.

1863

DE L'INÉGALITÉ D'ACCROISSEMENT

DES

DEUX EXTRÉMITÉS DES OS LONGS

CHEZ L'HOMME

Dans nôtre précédent mémoire sur la loi d'accroissement des os longs (1), nous nous sommes uniquement
basé sur l'expérimentation ; nous manquions de faits
précis pour appliquer à l'homme les diverses observations
que nous avions faites sur les animaux. Un important
travail de M. Broca avait cependant établi que les deux
extrémités des os longs ne s'accroissaient pas de la même
manière. Son mémoire sur le Rachitisme (2), où les vues
physiologiques les plus larges s'associent à l'observation
anatomique la plus exacte, renferme des données précieuses
sur la rapidité de l'accroissement des divers os dans la
première enfance. Interprétant mieux qu'on ne l'avait fait
avant lui les lésions rachitiques à leurs diverses périodes,
il les rattache à un arrêt de développement des éléments

(1) Voir plus haut, page 95.
(2) Bulletin de la Société anatomique, 1852.

ossifiables. Il a montré alors que les phénomènes de l'ossification normale éclairaient les diverses phases du rachitisme, et que, à leur tour, les altérations rachitiques pouvaient servir à débrouiller certains points obscurs de l'ostéogénie normale.

Etudiant les modifications diverses du cartilage épiphysaire durant le développement, il a fait ressortir l'importance de cette couche bleuâtre qui se trouve aux extrémités de la diaphyse, qui se perd insensiblement dans le cartilage, et qu'il a nommée *couche chondroïde*. C'est une couche qu'on doit distinguer du cartilage et qui, cependant, n'est pas encore de l'os.

L'étude de l'accroissement des os sains le conduisit alors à admettre :

« 1° Que le tissu chondroïde existe partout où une diaphyse osseuse s'accroît aux dépens d'une masse cartilagineuse adjacente ;

« 2° Que le tissu chondroïde forme une couche visible à l'œil nu partout où l'accroissement de la diaphyse s'effectue actuellement avec rapidité, et que l'épaisseur de cette couche est proportionnelle à l'activité de l'accroissement local.

« Par conséquent, dit M. Broca, en attendant mieux, il y a un moyen d'apprécier indirectement, et seulement d'une manière relative, l'activité du travail de l'accroissement sur les divers points du squelette. Ce moyen consiste à étudier la couche chondroïde normale, à l'époque de son apparition sur chaque épiphyse, et l'épaisseur qu'elle présente, à un moment donné. Cette étude se rattache directement à celle du rachitisme. Les lésions les plus caractéristiques du rachitisme débutent en effet précisément dans les points où existent les couches chondroïdes normales au moment de l'invasion du mal, et elles s'y produisent avec une rapidité proportionnelle à l'épaisseur qu'offrent alors ces couches chondroïdes. » (p. 41).

Ces données sont d'autant plus précieuses que ne pouvant pas vérifier directement et rigoureusement la loi d'accroissement sur l'homme, nous devons invoquer des démonstrations indirectes.

Pour prouver que les déductions tirées de l'aspect du tissu chondroïde étaient légitimes, M. Broca eut l'idée de mesurer l'accroissement relatif des deux extrémités des os longs par la situation du trou nourricier aux divers âges. Il donne dans son mémoire les résultats de son observation sur le fémur. Il avait trouvé que la distance du trou nourricier à l'extrémité inférieure, en représentant par 100 la longueur de la diaphyse, était de 33 à l'époque de la naissance et de 56 à cinq ans (*loco cit.*, p. 40).

Nous avons répété ces observations et nous avons obtenu des résultats analogues. Malheureusement les variations du trou nourricier selon les divers individus, et selon les deux os semblables d'un même sujet, ne permettent pas d'arriver à des conclusions très-rigoureuses. Pour le fémur, par exemple, on rencontre souvent chez l'enfant plusieurs trous nourriciers de même dimension, et très-irrégulièrement placés le long de la ligne âpre soit à l'extrémité supérieure, soit à l'extrémité inférieure de la diaphyse de l'os.

En comparant chez les lapins le résultat fourni par

l'examen des **trous** nourriciers avec celui fourni par l'implantation des clous, nous avons constaté des différences sensibles. Ceci se comprend quand on songe à la variabilité incessante des points de repère organiques pris sur un os. Bien qu'il n'y ait pas d'accroissement intersticiel dans le tissu osseux, c'est-à-dire que le tissu osseux ne croisse pas par élongation ou par interposition de corpuscules osseux entre les corpuscules déjà formés, il se passe dans le tissu de l'os et surtout à sa surface des changements de forme qui ne permettent pas de juger du mode de son accroissement par l'examen de ses aspérités ou de ses dépressions. Deux clous qu'on enfonce dans une diaphyse ne changent pas l'un par rapport à l'autre, quel que soit le temps que dure l'expérience, quelque considérable qu'ait été l'accroissement de la totalité de l'os. Et cependant deux tendons qui s'implantent sur l'os ne gardent pas toujours les mêmes rapports ; ils s'écartent l'un de l'autre, tandis que les clous ne changent pas.

Cette différence est due à ce que les couches sous-périostales, qui forment l'os en épaisseur, ne recouvrent pas exactement les anciennes, et que les tendons se déplacent avec le périoste, lequel subit un accroissement intersticiel contrairement au tissu osseux déjà formé.

Cette circonstance explique pourquoi un trou nourricier n'est pas toujours à la même place ; l'obliquité de son trajet ajoute encore à la variabilité de sa situation, car à mesure que de nouvelles couches extérieures se forment, la situation du trou nourricier change par rapport au centre de l'os.

Quelque imparfaites que soient ces mensurations, elles donneront un résultat approximatif dont il faut bien se contenter, car chez l'homme il n'est guère possible d'en avoir de meilleur.

Le rôle attribué à la couche spongoïde nous semble on ne peut mieux justifié par les résultats que nous a fournis l'expérimentation, et l'induction qu'en a tirée M. Broca nous paraît très-légitime. Les points sur lesquels le tissu spongoïde rachitique se rencontre dans les deux premières années de la vie, sont ceux où les couches chondroïdes normales présentent le plus d'épaisseur. M. Broca avait d'abord noté *l'extrémité inférieure du fémur, du peroné, du radius et du cubitus, l'extrémité supérieure de l'humérus, les deux extrémités du tibia.* Ce premier résultat était un peu en désaccord avec ce que nous avait appris l'expérimentation, puisqu'il aurait fallu en conclure que les extrémités du tibia prennent une part égale à l'accroissement de l'os, et que l'extrémité supérieure du péroné croissait moins que l'inférieure ; mais par des recherches plus récentes, M. Broca a modifié ses premiers résultats, et dans un travail inséré dans l'*Anatomie pathologique* de Lebert, et qu'il a bien voulu nous communiquer avant sa publication, quand nous eûmes fait connaître nos premiers résultats à l'Institut, en mars 1861, il a reconnu que l'extrémité supérieure du tibia devait croître un peu plus que l'inférieure. L'expérimentation et l'induction anatomique se trouvent donc d'accord sur presque tous les points. Il ne reste que le péroné qui, d'après M. Broca, devrait croître toujours plus par son extrémité inférieure que par sa supérieure.

Comme nous avons pu vérifier les observations de M. Broca, et que d'autre part nous acceptons la légitimité de ses inductions, nous avons dû chercher à faire rentrer cette exception dans la règle générale, et compléter par cela même l'analogie entre l'accroissement des os de l'homme et ceux des animaux.

En examinant des péronés à divers âges, de 2 à 10 ans, nous avons vu que le tissu chondroïde était à peu près égal en haut et en bas. Sur certains os même il nous a paru plus développé en bas ; mais le volume relativement très-considérable de la malléole externe, et l'épaisseur du cartilage qui sépare l'épiphyse de la diaphyse durant les premières années sont peut-être deux causes qui font varier la signification de la couche chondroïde. Il est fâcheux que la variabilité des trous nourriciers ne permette pas de chercher dans leur situation un nouvel argument.

Dans cette incertitude nous avons fait un nouvel appel à l'expérimentation.

Sur le lapin, le tibia étant soudé au péroné dans la moitié inférieure, il était impossible d'étudier l'accroissement du péroné seul, et il était de toute évidence que les deux os de la jambe croissaient de la même manière.

Ce fait, du reste, pouvait être invoqué comme le point de départ d'une induction acceptable, car il est probable que chez tous les mammifères ou du moins chez ceux qui sont rapprochés par leur organisation, l'accroissement des os se fait de la même manière. Or, sur les animaux qui ont le péroné soudé au tibia, ces deux os suivent nécessairement la même loi d'accroissement : donc il est probable que ceux dont les os sont séparés grandissent de la même manière.

Mais nous avons fait des expériences directes sur le cochon et sur le chat ; nous ne parlons pas des premières, car les clous furent éliminés par la suppuration et ne laissèrent pas de traces bien précises, trois mois après l'expérience quand l'animal fut sacrifié. Mais sur le chat, dont le péroné est parfaitement isolé du tibia, nous avons fait une expérience plus concluante. Nous avons passé autour de cet os un anneau de fil de fer étamé, très-fortement serré, et fixé dans une encoche pratiquée sur l'os afin qu'il ne pût pas se déranger. L'anneau placé au milieu de l'os se trouva deux mois plus tard à 2 millimètres plus près de l'extrémité inférieure de la diaphyse.

Cette expérience nous montre donc que chez le chat le péroné croît plus par en haut que par en bas, et d'autre part, comme il n'y a pas de doute a émettre chez les animaux dont le péroné est adhérent, nous pensons que l'accroissement doit se faire généralement dans ce sens sur les divers mammifères.

Du reste nous ne pouvons nous servir des expériences sur les animaux que pour déterminer en faveur de quelle extrémité se fait cet excès d'accroissement. Mais il n'est pas possible de savoir *à priori* le degré de cet excès d'accroissement. Il y a des différences notables entre les divers animaux ; ce qui me paraît constant c'est le fait de l'inégalité de développement des deux extrémités d'un os long, et le sens de cette inégalité. Chez le chien, par exemple, l'excès d'accroissement est aussi prononcé que chez le lapin pour l'extrémité supérieure de l'humérus et inférieure du radius et du cubitus ; il l'est beaucoup moins pour les os du membre inférieur. Du reste, le rapport de cet excès d'accroissement avec l'ordre de soudure des épiphyses, nous autorise aussi à induire de ce que l'on observe sur les animaux à ce qui doit se passer chez l'homme. En outre les faits observés par M. Broca viennent à l'appui de cette induction malgré l'exception que nous avons signalée plus haut.

Nous pensons donc que la loi d'accroissement est parfaitement applicable à l'homme, et que le coude et le genou présentent chez ce dernier l'antagonisme que nous avons exprimé par la formule suivante :

Au membre supérieur, pour les os du bras et de l'avant-bras, c'est l'extrémité éloignée de l'articulation du coude qui s'accroît le plus.

Au membre inférieur, pour les os de la cuisse et de la jambe, c'est l'extrémité qui contribue à former le genou qui s'accroît le plus.

Dussions-nous du reste ne pas trouver d'arguments plus rigoureux pour faire cesser l'exception relative au péroné, que notre formule n'en devrait pas moins être conservée, puisque le péroné ne prend pas part à l'articulation du genou.

Ce qu'il y a d'important à connaître au point de vue chirurgical c'est que les extrémités qui forment le coude ne prennent qu'une petite part à l'accroissement des os au membre supérieur, tandis que celles qui forment le genou prennent à l'accroissement du membre inférieur une part plus considérable que celles de la hanche et du cou-de-pied.

Là est le point capital de la question, et tous les ordres de preuves viennent le confirmer.

La première déduction à tirer de ce fait, celle qui s'est présentée à notre esprit dès nos premières expériences , c'est la gravité des résections du genou pratiquées chez les enfants au point de vue de l'accroissement ultérieur des os du membre réséqué, et d'autre part le peu de danger des résections du coude sous le rapport du développement du membre supérieur.

C'est là peut-être la principale raison pour laquelle nous croyons la résection du genou très-rarement indiquée chez les jeunes sujets, bien qu'en principe nous ne repoussions pas cette opération.

On nous répondra péut-être que tout danger de raccourcissement sera évité pourvu qu'on respecte les cartilages de conjugaison. C'est là une erreur comme nous allons le démontrer dans un instant.

Mais d'abord sera-t-il bien facile d'éviter les cartilages de conjugaison ? il suffit de se rappeler l'épaisseur des épiphyses pour comprendre que toute section perpendiculaire à l'axe des os et enlevant la totalité de la surface articulaire entamera nécessairement les cartilages de conjugaison. On n'aurait de grandes chances de les respecter que lorsqu'on aurait affaire à des lésions tout à fait superficielles et bien limitées ; or, ces lésions-là guériront le plus souvent sans résection.

Du reste, des expériences que nous ne pouvons qu'indiquer brièvement ici nous ont appris que l'ablation d'une mince tranche d'une épiphyse articulaire sans lésion du cartilage de conjugaison produit toujours un certain arrêt dans le développement de l'os. L'os n'est pas seulement raccourci de la quantité enlevée, il se trouve notablement plus court que l'autre quand le développement est activé. Sur des radius de lapin l'ablation d'une couche épiphysaire de 3 millimètres a produit un arrêt de développement d'un centimètre environ.

Or, sur le genou d'un homme une proportion pareille aurait les plus graves inconvénients.

Ce n'est pas tout encore.

Une plaie articulaire simple se réunissant par première intention, mais pénétrant jusqu'au delà du cartilage de conjugaison arrête d'une manière très-notable l'accroissement des membres. Nous avons aussi produit sur des fémurs de lapin un arrêt de développement de deux centimètres, et cependant notre incision ne séparait qu'un des condyles et n'intéressait que linéairement le cartilage de conjugaison.

Tous ces faits montrent le danger des résections intéressant les extrémités qui prennent la plus grande part à l'accroissement de l'os.

Nous avons observé sur l'homme quelques faits cliniques qui confirment les observations anatomiques ou expérimentales que nous avons rapportées plus haut.

Une jeune fille de 15 ans avait éprouvé à la suite d'une chute sur l'épaule droite un arrêt de développement très-considérable de l'humérus. Cet os était du côté lésé plus court de 7 centimètres que de l'autre côté. Jusqu'à l'époque de la chute qui avait eu lieu sept ans auparavant les deux membres avaient été parfaitement égaux. Qu'y avait-il eu dans ce cas? Était-ce une fracture articulaire? un décollement de l'épiphyse? une simple contusion? Nous ne pouvons rien affirmer en présence surtout de la rareté de certaines de ces lésions ; toujours est-il qu'un traumatisme avait produit cet arrêt de développement.

Dans un autre cas, nous avons observé un arrêt de développement de 4 centimètres sur un radius atteint de carie bulleuse de son extrémité inférieure depuis deux ans. L'articulation était saine.

Les caries articulaires ne produisent pas généralement de pareils effets parce que le cartilage de conjugaison se trouve respecté par la maladie.

Il est un autre fait que nous rattacherons à la loi d'accroissement, c'est la fréquence plus grande des médullomas, des différentes tumeurs malignes sur les extrémités osseuses qui prennent la plus grande part à l'accroissement de l'os. Quelles sont en effet les extrémités d'élection pour les lésions organiques? Ce sont l'extrémité inférieure du fémur, supérieure du tibia ; supérieure de l'humérus et inférieure du radius. Ce sont aussi les extrémités vers lesquelles se fait l'excès d'accroissement, ce sont celles qui jouissent d'une vitalité plus active, d'un mouvement de nutrition plus rapide ; autant de circonstances qui y appellent le développement des néoplasmes. Depuis que nous avons l'attention fixée sur ce fait, nous voyons notre observation se vérifier de plus en plus.